BEI GRIN MACHT SICH IHR WISSEN BEZAHLT

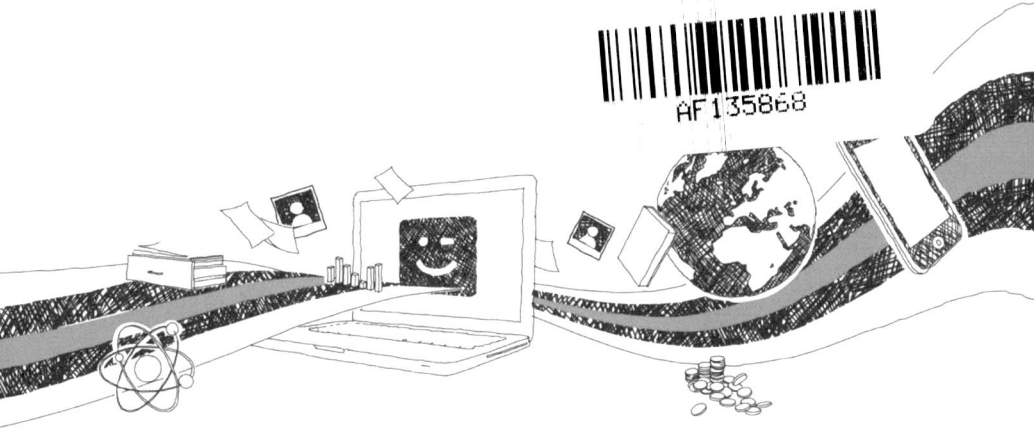

- Wir veröffentlichen Ihre Hausarbeit,
  Bachelor- und Masterarbeit

- Ihr eigenes eBook und Buch -
  weltweit in allen wichtigen Shops

- Verdienen Sie an jedem Verkauf

Jetzt bei www.GRIN.com hochladen und kostenlos publizieren

Gesundheitsförderung und Prävention in Lebenswelten

GRIN ☺

Bibliografische Information der Deutschen Nationalbibliothek:

Die Deutsche Nationalbibliothek verzeichnet diese Publikation in der Deutschen Nationalbibliografie; detaillierte bibliografische Daten sind im Internet über http://dnb.d-nb.de abrufbar.

ISBN: 9783346739056
Dieses Buch ist auch als E-Book erhältlich.

© GRIN Publishing GmbH
Nymphenburger Straße 86
80636 München

Druck und Bindung: Books on Demand GmbH, Norderstedt Germany
Gedruckt auf säurefreiem Papier aus verantwortungsvollen Quellen

Das Buch bei GRIN: https://www.grin.com/document/1282506

Deutsche Hochschule für

Prävention und Gesundheitsmanagement

Hermann Neuberger Sportschule 3

66123 Saarbrücken

Einsendeaufgabe

Fachmodul:	Gesundheitsförderung und Prävention in Lebenswelten
Studiengang:	B.A. Gesundheitsmanagement
Datum Präsenzphase:	13.04. – 16.04.2020
Semester:	**Wintersemester 20xx**

Inhaltsverzeichnis

1 Analyse der gesundheitlichen Ausgangssituation

1.1 Gesundheitsbezogene Datenlage

1.1.1 Zentrale Gesundheitsprobleme von Kindern im Vorschulalter im Setting Kindertageseinrichtung

Mithilfe der Ergebnisse des Kinder- und Jugendgesundheitssurveys (KiGGS) können zu vielen wichtigen Aspekten der gesundheitsbezogenen Datenlagen von Kindern im Vorschulalter Aussagen getroffen werden.

Allgemein ist festzustellen, dass sich in den letzten Jahrzehnten ein deutlicher Wandel im Morbiditätsspektrum von Kindern beobachten lässt. Dieser verschiebt sich von akuten hin zu chronischen Erkrankungen (z.B. Asthma, Adipositas, Allergien) und von somatischen hin zu psychischen Störungen (z.B. Entwicklungs- und Verhaltensstörungen, Gewaltbereitschaft). Charakteristisch für diese „neue Morbidität" sind Entwicklungs- und Verhaltensstörungen, Emotionalität und Sozialverhalten der Kinder und Jugendlichen (Robert Koch-Institut & Statistisches Bundesamt, 2008, S. 43).

So zählen laut Bundeszentrale für gesundheitliche Aufklärung als zentrale Gesundheitsprobleme im vorschulischen Alter (Bundeszentrale für gesundheitliche Aufklärung, 2002, S.22):

- Probleme in der motorischen Entwicklung und damit einhergehende Koordinationsstörungen bedingt durch einen Bewegungsmangel,
- Adipositas, Über- und Untergewicht und ein dadurch bedingtes problematisches Ernährungsverhalten,
- auftretenden Unfällen im Straßenverkehr, im häuslichen und Freizeitbereich aufgrund von Bewegungsmangel, Koordinations-, Wahrnehmungs- und Entwicklungsdefiziten sowie
- psychosoziale Auffälligkeiten z.B. Verhaltensauffälligkeiten, Gewaltbereitschaft und Entwicklungsstörungen.

Die oben genannten Gesundheitsprobleme und Störungen betreffen insbesondere Kinder, die aus Familien mit ungünstigen sozialen und benachteiligten Verhältnissen kommen. (RKI & Statistisches Bundesamt, 2008, S. 78).

Adipositas und Übergewicht

Die Verbreitung von Übergewicht und Adipositas im frühen Kindesalter ist im Vergleich zu folgenden Lebensphasen relativ gering. Leiden 9,1% der 3- bis 6-Jährigen an Übergewicht, so sind bei den 7- bis 11-Jährigen mit 17,7% fast doppelt so viele Kinder betroffen. Der Anteil adipöser Kinder im Alter von 3 bis 6 Jahren liegt bei 2,9%, nimmt aber mit folgenden Lebensphasen und Alter stetig zu, so sind 8% der 7- bis 11-Jährigen von Adipositas betroffen (RKI & Statistisches Bundesamt, 2008, S. 85).

Erkennbar ist auch ein enger Zusammenhang zwischen verschiedenen soziodemografischen Merkmalen und dem Auftreten von Übergewicht und Adipositas. So sind Kinder mit einem Migrationshintergrund vergleichsweise häufiger betroffen (Übergewicht 13,3%, Adipositas 4,9%) als gleichaltrige Kinder ohne Migrationshintergrund (Übergewicht 8,3%, Adipositas 2,4%). Ebenso sind Kinder aus Familien mit einem niedrigeren sozialen Status anfälliger für Übergewicht und Adipositas als Kinder aus Familien mit einem höheren sozialen Status.

Psychosoziale Auffälligkeiten

Man geht davon aus, dass etwa ein Fünftel der Kinder und Jugendlichen im Alter von 3 bis 17 Jahren psychische Auffälligkeiten, wie:

- emotionale Probleme (Ängstlichkeit und Depressivität),
- aggressiv-dissoziales Verhalten,
- hyperaktives und unaufmerksames Verhalten und
- Probleme mit Gleichaltrigen oder in der Familie zeigen (Bundeszentrale für gesundheitliche Aufklärung, 2002, S. 21).

Nach Elternangaben können 5,3% der Kinder im Alter von 3 bis 6 Jahren als psychisch auffällig eingestuft werden. Mit zunehmendem Alter steigt auch dieser Anteil der psychisch auffälligen Kinder auf 9% bei 7-bis 10-Jährigen.

Auch hier ist ein enger Zusammenhang zwischen Sozialstatus und Migrationshintergrund und dem Auftreten von psychosozialen Auffälligkeiten zu erkennen. Mit steigendem Sozialstatus sinkt die Einschätzung für Kinder als psychisch auffällig signifikant. Im Vergleich zu den Nicht-Migranten werden Kinder mit Migrationshintergrund ebenfalls signifikant häufiger von ihren Erziehungsberechtigten als auffällig eingestuft

Hinsichtlich der psychischen Auffälligkeiten zeigen sich deutliche geschlechterspezifische Unterschiede. Jungen sind allgemein häufiger betroffen, zeigen sie vermehrt Auffälligkeiten im aggressiv-dissozialen, hyperaktiven und unaufmerksamen Verhalten. So wurden mit 2,4% viermal so häufig eine ADHS-Diagnose gestellt als bei Mädchen mit 0,6% (Robert Koch-Institut & Statisches Bundesamt, 2008, S. 88-89).

Psychische Erkrankungen im Vorschulalter mindern nicht nur das Wohlbefinden des Betroffenen, sondern beeinträchtigen auch die soziale Funktionsfähigkeit, den Bildungserfolg und damit auch die spätere berufliche Entwicklung und kann sich noch weit ins spätere Leben hinein auswirken (Barkmann, 2003).

Unfälle

Verletzungen durch Unfälle zählen zu den häufigsten gesundheitlichen Beeinträchtigungen bei Kindern im Vorschulalter, obwohl diese zum größten Teil vermeidbar sind. 15,5% der Kinder und Jugendlichen wurden innerhalb eines Jahres wegen einer Unfallverletzung behandelt, Jungen mit 17% signifikant häufiger als Mädchen (14%) (Saß, Poethko-Müller & Rommel, 2014).

Der häufigste Unfallort bei Vorschulkindern ist mit 60% das Zuhause oder die häusliche Umgebung, wie Garten und Hof. Im Vergleich dazu verletzen sich in den Betreuungseinrichtungen, wie z.B. die Kindertageseinrichtung 10,9% der Kinder.

Die Ursachen hierfür beruhen meist auf Fehlverhalten, wie z.B. Stolpern, Ausrutschen, Unkenntnis oder auf psychischen und physische Einflussfaktoren. So überschätzen Kinder in ihrem Übermut oft Gefahren und Risiken beim Spielen (Robert Koch-Institut & Statistisches Bundesamt, 2004, S.137)

Die meisten Unfälle bei Kindern im Vorschulalter erfolgen durch jede Art von Sturz, ob aus der Höhe (35,8%), von der Treppe (10,4%) oder vom Spielgerät (7,7%). Unfällen durch Zusammenprall bzw. Zusammenstoß (16,4%) und Kollisionen mit Gegenständen (13,2%). Dabei stellen offene Wunden (37,7%), Prellungen, Verrenkungen und Zerrungen (14,4%), Knochenbrüche (10,7%) und Gehirnerschütterungen die häufigsten Verletzungsfolgen im Vorschulalter dar.

Mit zunehmendem Alter nimmt die Anzahl häuslicher Unfälle ab und die Gefahr sich in der Freizeit, bei Sport oder Spiel (19%) zu verletzen steigt (Robert Koch-Institut & Statisches Bundesamt, 2008, S. 86).

Bewegungsmangel und körperliche Inaktivität

Um Informationen über die Ausprägung von Bewegungsmangel zu erhalten, wurde die körperlich-sportliche Aktivität im Rahmen des Kinder- und Jugendgesundheitssurveys erhoben.

Die Ergebnisse des Surveys zeigen, dass 68,2% der 3-bis 6-jährigen Jungen und 70,7% der Mädchen regelmäßig, d.h. mindestens einmal pro Woche Sport entweder in- oder außerhalb eines Vereins treiben. In der Altersgruppe der Kinder von 3 bis 10 Jahren spielen 75,8% fast täglich (mehr als 5mal pro Woche) im Freien.

Dies bedeutet jedoch auch, dass ein Viertel der Vorschulkinder sich nur selten oder nie sportlich betätigt. Einen wichtigen Einflussfaktor auf die Bewegung stellt in diesem Alter vor allem das Freizeitverhalten und die Nutzung elektronischer Medien dar. Die Auswertung der KiGGS-Studie zeigt das rund 90% der 3- bis 6-jährigen Kinder täglich fernsieht ob unter der Woche oder am Wochenende.

Viele dieser Vorschulkinder weisen heute schon Haltungsschwächen, wie auch Defizite in der körperlichen Ausdauerleistung, altersspezifische Körperkraft und Koordinationsfähigkeit bedingt durch Bewegungsmangel auf.

Die größten Defizite durch einen Bewegungsmangel im Kindesalter sind bei Jenen zu beobachten, die aus Familien mit einem niedrigen sozialen Status kommen oder einen Migrationshintergrund nachweisen (Robert Koch-Institut & Statisches Bundesamt, 2008, S. 94-97).

Motorische Entwicklung

Resultierend aus Schuluntersuchungen und spezifischen sportmedizinischen Untersuchungen liegen Ergebnisse vor, welche eine Zunahme koordinativer und motorischer Auffälligkeiten, Haltungsschwächen sowie Muskelfunktionsstörungen bei Kindern verzeichnen. Auf Grundlage der WIAD-Studie aus dem Jahr 2000 zeigt sich eine deutliche Verschlechterung der sportmotorischen Fähigkeiten innerhalb von 5 Jahren (siehe Abb. 1).

 Bei allen getesteten Übungen lagen die erreichten Werte (in der Abbildung mit S gekennzeichnet) deutlich unter den zuvor ermittelten Werten von Rusch und Irrgang aus dem Jahre 1996. Am meisten Schwierigkeiten bereiteten dabei Übungen mit einem hohen Anteil koordinativer Fähigkeiten (z.B. Ball prellen), einem hohen Anteil an Krafteinsatz (z.B. Halten im Hang) und mit ausdauerorientiertem Fokus (z.B. Stufensteigen).

Befragte man die getesteten Kinder nach ihrer subjektiven Einschätzung ihrer körperlichen Leistungsfähigkeit zeigte sich jedoch eine relativ große Diskrepanz zu den objektiv ermittelten Daten. Die Selbsteinschätzung zeigen, dass sich 85% der getesteten Kinder mit ausreichender und schlechter Gesamtbewertung eine gute bis sehr gute Leistungsfähigkeit zuschreiben.

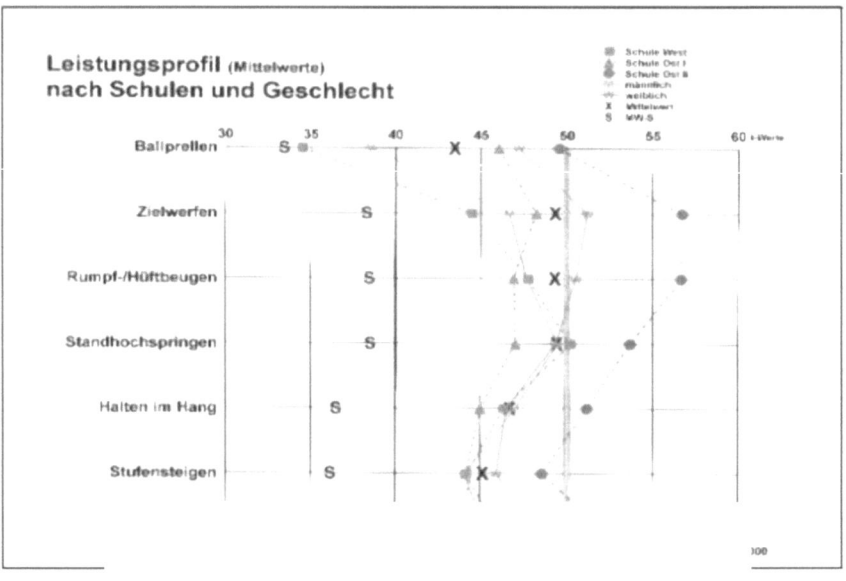

Abb. 1: Leistungsprofil (Mittelwerte) nach Schule und Geschlecht (WIAD-Studie, 2000)

1.1.2 Gesundheitsverhalten von Kindern im Vorschulalter im Setting Kindertageseinrichtung

Ernährungsverhalten von Vorschulkindern

Eine ausgewogene und gesunde Ernährung ist von besonderer Bedeutung für unsere Gesundheit und sollte vor allem schon im Kleinkindalter geprägt werden. Denn die in der Kindheit geprägten Ernährungsgewohnheiten können sich in folgenden Lebensphasen fortsetzen und langfristig für Gesundheit oder Krankheit mitbestimmend sein. Jedoch sind Vorschulkinder stark abhängig von dem Ernährungsverhalten innerhalb der Familie und der Kindertageseinrichtung, sowie den dort angebotenen Lebensmitteln und Mahlzeiten (Robert Koch-Institut & Bundeszentrale für gesundheitliche Aufklärung, 2008, S. 99). Um eine gesundheitsgerechte Ernährung im Vorschulalter zu gewährleisten und die Gesundheit zu unterstützen wurden Empfehlungen für eine bedarfsgerechte Ernährung im Kindesalter vom Forschungsinstitut für Kinderernährung in Dortmund (FKE) entwickelt und orientiert sich an den aktuellen Referenzwerten für die Nährstoffzufuhr.

Wenn man die Ergebnisse des Kinder- und Jugendgesundheitssurveys betrachtet ist zusammenfassend auszusagen (RKI & BzGA, 2008, S.102f):

- etwa die Hälfte der 3-bis 6-Jährigen trinken weniger als empfohlen,

- weniger als ein Drittel der Kinder nimmt die empfohlene Menge an Obst & Gemüse zu sich,
- mehr als zwei Drittel überschreiten den empfohlenen Bedarf an Fleisch- und Wurstwaren,
- etwa die Hälfte der Mädchen und Jungen nehmen weniger Milch- und Milchprodukte zu sich als die Empfehlung ausspricht,
- die Empfehlungen für den Verzehr von Fisch werden erreicht,
- mehr als 80% der Kinder überschreiten die empfohlene Verzehrmenge von Süßigkeiten.

Erkennbar ist ein enger Zusammenhang zwischen dem Ernährungsverhalten und soziodemografischen Merkmalen. Kinder aus unteren Sozialstatusgruppen überschreiten häufiger die Empfehlungen für Fleisch- und Wurstwaren, sowie für Süßigkeiten. Noch häufiger überschritten diese Empfehlungen Kinder mit einem Migrationshintergrund (Robert Koch-Institut & Bundeszentrale für gesundheitliche Aufklärung, 2008, S. 92ff).

Bewegungsverhalten von Vorschulkindern

Die Nationalen Empfehlungen für Bewegung und Bewegungsförderung empfehlen Kindergartenkindern im Alter von 4 – 6 Jahren eine Bewegungszeit von insgesamt 180 Minuten am Tag und mehr, die aus angeleiteter oder nicht-angeleiteter Bewegung besteht (Rütten & Pfeifer, 2016, S. 25). Im Rahmen des Kinder- und Jugendgesundheitssurveys wurde der Parameter „körperlich-sportliche Aktivität" zur Messung der Ausprägung von Bewegungsmangel erhoben. Den Angaben der Eltern zufolge treiben insgesamt etwa zwei Drittel der Kinder im Alter von 3 bis 6 Jahren regelmäßig (mind. 1mal pro Woche) in oder außerhalb eines Vereins Sport. Dagegen sind jedoch auch etwa jeder dritte Junge und jedes dritte Mädchen nie sportlich aktiv. Dabei Besonders betroffen sind Kinder aus Familien mit einem niedrigen sozialen Status oder einem Migrationshintergrund. Diese sind deutlich seltener in einem Sportverein angemeldet oder sportlich aktiv.
(Robert Koch-Institut & Statistisches Bundesamt, 2008, S. 94f).

Ein Einflussfaktor der sich ebenfalls auf das Bewegungsverhalten und damit einer steigenden Inaktivität bei Kindern auswirkt ist die voranschreitende Digitalisierung und der damit wachsende Medienkonsum.

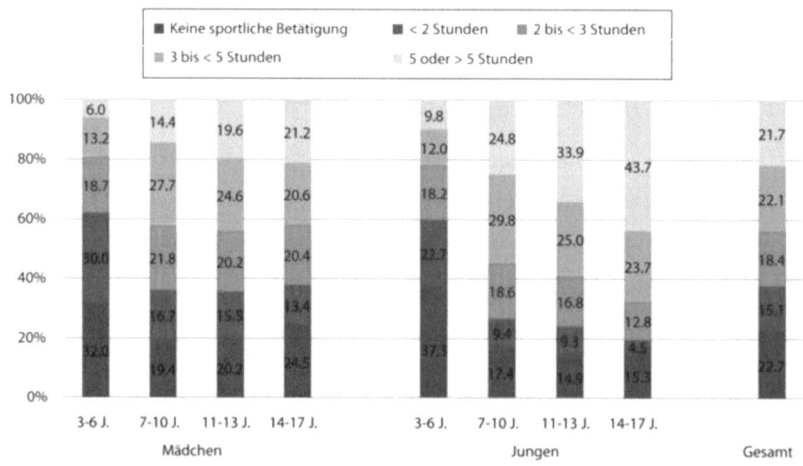

Abb. 2: Umfang der sportlichen Aktivität bei 3- bis 17-jährigen Mädchen und Jungen (KiGGS-Welle 1, 2014)

1.1.3 Kindertageseinrichtung als ein Schlüsselsetting der Gesundheitsförderung

1. Grundsätzlich ist das Setting Kindertagesstätte sehr gut geeignet für eine Umsetzung von Gesundheitsförderung und präventiven Maßnahmen, da hier nahezu alle Kinder und deren Familien erreicht werden können. Dadurch können alle Kinder, vor allem Jene aus sozialbenachteiligten Familien und aus Familien mit Migrationshintergrund von den dort angebotenen gesundheitsförderlichen Maßnahmen profitieren (Friederich, 2009, S. 195). Dies dient der Herstellung gesundheitlicher Chancengleichheit und als Ausgleich familiär bedingter Sozialisationsdefiziten (Altgeld, 2008).

2. Kindertageseinrichtungen haben die Möglichkeit über die Elternarbeit das familiäre Umfeld des Kindes miteinzuziehen und anzusprechen. So können Rahmenbedingungen in der Familie positiv beeinflusst und verbessert werden, beispielsweise Ressourcen und Potenziale für ein gesundheitsbewusstes Verhalten in der Familie gestärkt oder verbessert werden. (Wustmann, 2008, S. 183).

3. Kindertageseinrichtungen eignen sich als Setting der Gesundheitsförderung und Prävention besonders, da hier Kinder in einer Lebensphase erreicht werden, in der

gesundheitsförderliche Verhaltens- und Erlebensweisen geprägt und entscheidend beeinflusst werden (GKV-Spitzenverband, 2018, S.40)

1.2 Ableitung von Handlungsansätzen

In der nachfolgenden Tabelle werden drei zentrale Handlungsansätze, die sich aus der Analyse der Datenlage für die Gesundheitsförderung im Setting Kindertageseinrichtung ableiten lassen dargestellt und begründet.

Tab. 1: Übersicht ausgewählter Handlungsansätze im Setting Kindertageseinrichtung

1. Handlungsansatz	Förderung gesundheitswirksamer körperlicher Aktivität im Vorschulalter
	Dem Interventionsbereich Bewegung wird gerade in der frühkindlichen Entwicklung eine hohe Bedeutung beigemessen, da hier positive Bewegungserlebnisse einen entscheidenden Beitrag zur Etablierung körperlicher, personaler und sozialer Gesundheitsressourcen beitragen (Kliche et al., 2008, S. 157).
2. Handlungsansatz	Förderung einer bedarfsgerechten Ernährung im Vorschulalter
	Die erhobene Datenlagen zur Gesundheit von Kindern im Vorschulalter zeigt auf, dass Zivilisationskrankheiten, wie z.B. Übergewicht und Adipositas sich immer weiterverbreiten und die Fallzahlen stetig ansteigen. Um Zivilisationskrankheiten und die Entstehung von weiteren Krankheiten, vor allem auch im späteren Erwachsenenleben einzudämmen und präventiv vorzubeugen, ist es elementar schon im frühen Kindesalter Erfahrungen mit gesunder und bedarfsgerechter Ernährung zu etablieren.
3. Handlungsansatz	Förderung der psychosozialen Gesundheit im Vorschulalter
	Psychische Erkrankungen und Störungen die im Erwachsenenleben auftreten, haben ihren Ursprung im Kindes- und Jugendalter. Aus diesem Grund ist es wichtig schon in der frühkindlichen Entwicklung präventiv Strategien zur Förderung und Stärkung der psychosozialen Gesundheit zu etablieren.

2 Schwerpunktthema für ein Projekt der Gesundheitsförderung im Setting Kindertageseinrichtung

In der nachfolgenden Tabelle wird ein Gesundheitsförderungsprojekt im Setting Kindertagesstätte mit dem Schwerpunktthema „Projekt zur bedarfsgerechten und ausgewogenen Verpflegung von Kindern im Vorschulalter" in Bezug auf den Handlungsansatz „Förderung einer bedarfsgerechten Ernährung im Vorschulalter" übersichtlich dargestellt.

Tab. 2: Projektskizze

Schwerpunktthema	
Projekt zur bedarfsgerechten und ausgewogenen Verpflegung von Kindern im Vorschulalter „Gesund fürs Leben"	
Übergeordnetes Interventionsziel	
Verbesserung von Ernährungswissen und -verhalten von Kindern in einer Kindertageseinrichtung	
Verhaltensprävention (Veränderung von Lebensstil, Einstellung und Wissen)	**Verhältnisprävention** (Veränderung der Strukturen und Rahmenbedingungen)
Nennung der Maßnahme: • Entwicklung eines Konzeptes für die spielerische Wissensvermittlung im Bereich Ernährung	Nennung der Maßnahme: • Schaffung eines Gesundheitszirkel „Gesundes Essen" in der Kindertageseinrichtung
Teilziele: • Wissensvermittlung und Aufklärungskampagnen im Bereich „Ernährung"	Teilziele: • Entwicklung einer Ernährungsstrategie und eines Verpflegungskonzeptes unter Einbezug aller Setting-Beteiligten
Inhalte: • Entwicklung und Umsetzung von Ernährungsregeln für den Kindergartenalltag • Erarbeitung einer kitaeigenen Ernährungsampel • Durchführung von Thementagen zur spielerischen Vermittlung von Wissens- und Handlungskompetenzen im Bereich Ernährung • Durchführung von Elternseminaren im Bereich Ernährung	Inhalte: • Veränderung des Speiseangebotes in der Kindertageseinrichtung • Einführung „Gesundes Frühstück" und „Gesundes Vesper" • Einbezug der Kinder bei der Speiseplangestaltung • Eigenständige Zubereitung von Speisen durch die Kindergartenkinder • Aufstellen eines freizugänglichen Wasserspenders

3   Recherche Modellprojekt

„Fünf am Tag – machen Kinder stark" ist ein Modellprojekt zur Förderung eines gesunden und ausgewogenen Ernährungsverhaltens im Setting Kindertageseinrichtung. Angelehnt an die Projektidee „Fünf am Tag" der Europäischen Union brachte der Initiator Wolfgang Thelen das Modellprojekt in 14 Essener Kindertageseinrichtungen, die einen besonderen Handlungsbedarf nachweisen konnten.

In nachfolgender Tabelle wird das Modellprojekt „Fünf am Tag – machen Kinder stark" übersichtlich dargestellt.

Tab. 3: Überblick Modellprojekt

Titel Modellprojekt	„Fünf am Tag – machen Kinder stark"
Projektlaufzeit	zweijährige Pilotphase (Start im Sommer 2010)
Projektträger/Initiator	• Kinderstiftung Essen und Stadt Essen • Initiator: Wolfgang Thielen • Zusammenarbeit mit dem Kinder- und Familienbüro der Stadt Essen
Ziele	• Förderung eines gesunden und ausgewogenen Ernährungsverhalten beginnend im Kleinkindalter • Schaffung eines Bewusstseins Verantwortung für den eigenen Körper zu übernehmen • Gesundheitserziehung • Förderung der Mitwirkung der Eltern
Inhalte und Methoden	• tägliche Obst- und Gemüsegaben in der Kita • Anbauen von Obst & Gemüse in der Kindertageseinrichtung • Fortbildungsangebote für Erzieher/-innen und Eltern • fachkundige Unterstützung bei der Umsetzung von Elternarbeit • spielerische Wissensvermittlung in der Kindertagesstätte durch fachkundiges Personal (z.B. Basteln von Ernährungspyramiden, Sinnparcours) • Ergänzung durch Bewegungsprogramme • themenspezifische Elternabende • Snack-Box-Workshop für eine gesunde Brotdose • Aktionstage in der Kindertageseinrichtung, z.B. Eltern-Kind-Kochen, Stockbrot

	- 1000 € jährliche Förderung für Kauf von Obst und Gemüse in der Kindertageseinrichtung - 1000 € – 3000 € jährliche Förderung für zusätzlich in Anspruch genommene gesundheitsfördernden Maßnahmen
Ergebnisse	- Kinder, Eltern und Erzieher/-innen setzen sich noch intensiver mit der Thematik auseinander - die Kinder fordern ihr tägliches Obst und Gemüse von selbst ein - das Bewusstsein für gesunde Ernährung ist in den Familien gewachsen - Kinder bestehen auf ein vollwertiges Frühstück - Kinder weisen ihre Eltern beim Kaufen und Zubereiten auf gesunde Lebensmittel hin - Süßigkeiten in der Snack-Box sind fast vollständig verschwunden - Erzieher/-innen berichten von einer engeren, erwachseneren und vertrauensvolleren Bindung zu den Eltern - Umstellung des Speiseangebotes in der Kita (z.B. Wechsel des Essenanbieters, gesunde Alternativen zum Nachtisch)
Fazit	Die Ergebnisse des Modellprojekts bestätigen einen positiven Effekt auf das Ernährungsverhalten der Kinder und ihrem direkten Umfeld. Bestehende Ernährungsfehlverhalten wurden durch Fachschulungen, spielerischer Wissensvermittlung und der aktiven Einbindung der Eltern in die Thematik „Gesunde Ernährung" aufgezeigt und führten schon während der Projektzeit zu einer Verbesserung des Ernährungsverhaltens und des Speiseangebotes. Ebenfalls bestätigen die Ergebnisse des Modellprojektes „Fünf am Tag – machen Kinder stark" die Notwendigkeit präventiver Maßnahmen im Handlungsansatz der Förderung einer bedarfsgerechten Ernährung im Setting Kindertageseinrichtung.
Literaturquellen	Kulturstiftung Essen. 2012. *Fünf am Tag – machen Kinder stark. Eine Initiative der Kinderstiftung Essen und der Stadt Essen zur Förderung der Kindergesundheit.* Zugriff am 19.04.2020. Verfügbar unter: https://www.in-form.de/fileadmin/Dokumente/PDF/Broschuere_5amTag.pdf

4 Literaturverzeichnis

Altgeld, T. (2002). Kindertagesstätten. Ein vernachlässigtes Setting mit Handlungsbedarf und Zukunftspotential. *Prävention und Gesundheitsförderung,* 25 (3), 81-83.

Bundeszentrale für gesundheitliche Aufklärung (Hrsg.). (2002*). „Früh übt sich...". Gesundheitsförderung im Kindergarten. Impulse, Aspekte und Praxismodelle* (Forschung und Praxis der Gesundheitsförderung, Bd. 16). Köln: Bundeszentrale für gesundheitliche Aufklärung.

Friederich, T. (2009). *Die Bedeutung von Gesundheitsförderung und Prävention in Kindertageseinrichtungen. Expertise zum 13.* Kinder- und Jugendbericht (Sachverständigenkommission des 13. Kinder- und Jugendberichts, Hrsg.) Zugriff am 18.04.2020. Verfügbar unter: https://www.bmfsfj.de/blob/93144/f5f2144cfc504efbc6574af8a1f30455/13-kinder-jugendbericht-data.pdf

GKV-Spitzenverband (2018). *Leitfaden Prävention. Handlungsfelder und Kriterien nach § 20 Abs. 2 SGB V. Leitfaden Prävention in stationären Pflegeeinrichtungen nach § 5 SBG XI.* Zugriff am 18.04.2020. Verfügbar unter: https://www.gkv-spitzenverband.de/media/dokumente/presse/publikationen/Leitfaden_Pravention_2018_barrierefrei.pdf

Klaes, L., Rommel, A., Cosler, D. & Zens, Y. C. K. (2000). *WIAD-Studie. Bewegungsstatus von Kindern und Jugendlichen in Deutschland.* Bonn: Wissenschaftliches Institut der Ärzte Deutschlands (WIAD).

Kliche, T., Gesell, S., Nyenhuis, N., Bodansky, A., Deu, A., Linde, K. et al. (Hrsg.) (2008). *Prävention und Gesundheitsförderung in Kindertagesstätten. Eine Studie zu Determinanten, Verbreitung und Methoden für Kinder und Mitarbeiterinnen.* Weinheim: Juventa.

Krug, S., Jekauc, D., Poethko-Müller, C., Woll, A. & Schlaud, M. (2011). Zum Zusammenhang zwischen körperlicher Aktivität und Gesundheit bei Kindern und Jugendlichen. Ergebnisse des Kinder- und Jugendsurveys und des Motorik-Moduls. *Bundesgesundheitsblatt 2012 (55),* 111-120.

Kulturstiftung Essen. 2012. *Fünf am Tag – machen Kinder stark. Eine Initiative der Kinderstiftung Essen und der Stadt Essen zur Förderung der Kindergesundheit.* Zugriff am 19.04.2020. Verfügbar unter: https://www.in-form.de/fileadmin/Dokumente/PDF/Broschuere_5amTag.pdf

Manz, K., Schlack, R., Poethko-Müller, C., Mensink, G. B. M., Finger, J. & Lampert, T. (2014). Körperlich-sportliche Aktivität und Nutzung elektronischer Medien im Kindes- und Jugendalter. Ergebnisse der KiGGS-Studie – Erste Folgebefragung (KiGGS Welle 1). *Bundesgesundheitsblatt – Gesundheitsforschung – Gesundheitsschutz*, 57 (7), 840-848.

Robert Koch – Institut & Statistisches Bundesamt (2004). *Schwerpunktbericht der Gesundheitsberichterstattung des Bundes. Gesundheit von Kindern und Jugendlichen.* Berlin: Robert Koch-Institut. Zugriff am 26.04.2020. Verfügbar unter: http://www.gbe-bund.de/pdf/gesundheit_von_kinder_und_jugendlichen.pdf

Robert Koch-Institut & Bundeszentrale für gesundheitliche Aufklärung. (2008). *Erkennen – Bewerten – Handeln: Zur Gesundheit von Kindern und Jugendlichen in Deutschland.* Berlin: Robert Koch-Institut (RKI). Zugriff am 18.04.2020. Verfügbar unter: https://www.rki.de/DE/Content/Gesundheitsmonitoring/Studien/Kiggs/Basiserhebung/KiGGS_GPA.pdf?__blob=publicationFile

Robert Koch-Institut & Statistisches Bundesamt. (2008). *Lebensphasenspezifische Gesundheit von Kindern und Jugendlichen in Deutschland. Ergebnisse des Nationalen Kinder- und Jugendgesundheitssurveys (KiGGS).* Berlin: Robert Koch-Institut (RKI). Zugriff am 18.04.2020. Verfügbar unter: https://www.rki.de/DE/Content/Gesundheitsmonitoring/Gesundheitsberichterstattung/GBEDownloadsB/KiGGS_SVR.pdf?__blob=publicationFile

Rusch, H. & Irrgang, W. (1996) *Verändert sich die körperliche Leistungsfähigkeit von Kindern und Jugendlichen? Eine Studie über die Entwicklung der körperlichen Leistungsfähigkeit.* München: Sportzentrum, Technische Universität München.

Rütten, A. & Pfeifer, K. (Hrsg.) (2016). *Nationale Empfehlungen für Bewegung und Bewegungsförderung.* Erlangen: Friedrich-Alexander-Universität Erlangen-Nürnberg.

Saß, A.-C., Poethko-Müller, C. & Rommel, A. (2014). Das Unfallgeschehen im Kindes- und Jugendalter – Aktuelle Prävelenzen, Determinanten und Zeitvergleich. Ergebnisse der KiGGS-Studie – Erste Folgebefragung (KiGGS Welle 1). *Bundesgesundheitsblatt – Gesundheitsforschung – Gesundheitsschutz, 57 (7)*, 789-797.

Schlack, R., Holling, H., Kurth, B-M et al. (2007). Die Prävalenz der Aufmerksamkeitsdefizit-/Hyperaktivitätsstörung bei Kindern und Jugendlichen in Deutschland. Ergebnisse des Kinder- und Jugendgesundheitssurvey (KiGGS). *Bundesgesundheitsblatt – Gesundheitsforschung – Gesundheitsschutz 50 (5/6)*, S. 827 – 835).

Sygusch, R., Wagner, P., Opper, E. & Worth, A. (2006). Aktivität und Gesundheit im Kindes- und Jugendalter. In K. Bös & W. Brehm (Hrsg.), *Handbuch Gesundheitssport*

Beiträge zur Lehre und Forschung im Sport, Bd. 120, 2., vollständig neu bearbeitete Aufl. Schorndorf: Hofmann.

Wustmann, C. (2008). Gesundheitsförderung im Setting Kindertageseinrichtung. In T. Bals, A. Hanses & W. Melzer (Hrsg.), *Gesundheitsförderung in pädagogischen Settings. Ein Überblick über Präventionsansätze in zielgruppenorientierten Lebenswelten* (S.183-193). Beltz Juventa.

5 Abbildungs- und Tabellenverzeichnis

5.1 Abbildungsverzeichnis

5.2 Tabellenverzeichnis

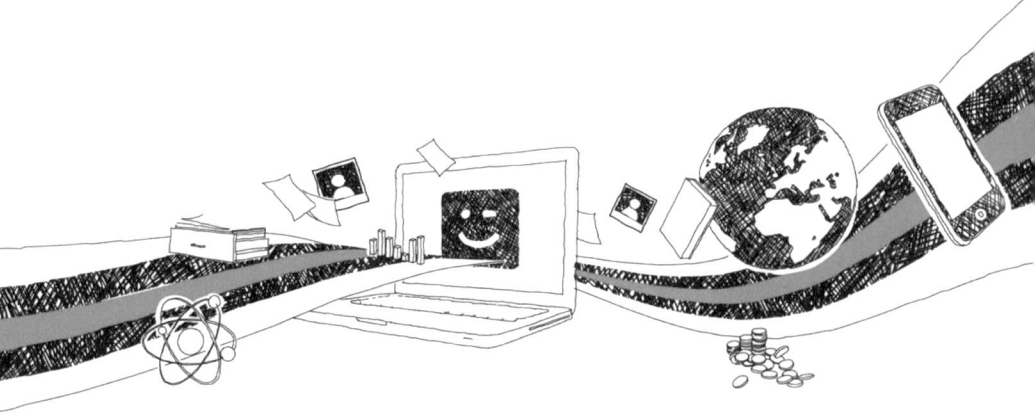
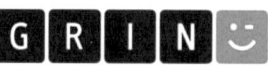